OSTRÉONOMIE

HUITRES TOXIQUES

ET

HUITRES COMESTIBLES DIVERSES

DE LEURS DIFFÉRENTES COMPOSITIONS

ET DES CHOIX QUE DOIT EN FAIRE LA THÉRAPEUTIQUE

PAR

E. FERRAND

PHARMACIEN A LYON

Ex-préparateur au Collége de France et au Muséum de Paris,
Secrétaire général de la Société d'émulation des pharmaciens de l'Est,
Membre de la Société de pharmacie
et de la Société impériale de médecine de Lyon,
Membre du Conseil d'hygiène publique et de salubrité du département du Rhône,
Membre correspondant de divers Cercles
ou Sociétés pharmaceutiques de Toulouse, de Reims, de Rouen, de la Sarthe,
de la Société des sciences naturelles et médicales de Bruxelles, etc.

LYON

IMPRIMERIE ADMINISTRATIVE DE CHANOINE

10, PLACE DE LA CHARITÉ, 10

1863

OSTRÉONOMIE

HUITRES TOXIQUES

ET

HUITRES COMESTIBLES DIVERSES

DE LEURS DIFFÉRENTES COMPOSITIONS

ET DES CHOIX QUE DOIT EN FAIRE LA THÉRAPEUTIQUE

PAR

E. FERRAND

PHARMACIEN A LYON

LYON

IMPRIMERIE ADMINISTRATIVE DE CHANOINE

10, PLACE DE LA CHARITÉ, 10

1863

OSTRÉONOMIE

HUITRES TOXIQUES ET HUITRES COMESTIBLES DIVERSES

DE LEURS DIFFÉRENTES COMPOSITIONS ET DES CHOIX QUE DOIT EN FAIRE LA THÉRAPEUTIQUE

Ire PARTIE : HUITRES TOXIQUES.

Fin mars dernier, l'apparition d'une nouvelle espèce d'huîtres vertes sur nos marchés de Lyon fut bientôt remarquée; la nouvelle toute récente des saisies opérées à Rochefort sur des huîtres qui, dans plusieurs familles, avaient donné lieu à des symptômes d'empoisonnement, le goût insolite dont on les accusait avec raison, tout enfin devait, heureusement, nous les rendre promptement suspectes.

Nous n'étions pourtant pas encore à cette époque de l'année où les huîtres acquièrent des qualités malfaisantes, dont la cause est sûrement moins due soit à la présence dans leurs valves d'un petit crabe, dit *pinnothère*, qui n'est pas malsain, soit encore aux phases de la lune, comme on l'a prétendu, qu'à l'infiltration du frai toxique ou *qual*, très-répandu , des *astéries* ou *étoiles de mer*. Il ne pouvait être question non plus de mollusques pris sur la carène à lames métalliques de quelque vieux navire submergé, comme cela se voit plus souvent pour les moules; car ici, suivant l'expression des expéditeurs, *il s'agissait d'une qualité nouvelle.*

Or, l'un de MM. les secrétaires généraux de la Préfecture du Rhône, M. de Metz, à la veille de prendre, à l'égard de cette vente, des mesures promptes mais justifiées, me pressa de faire la vérification nécessaire; et peu d'instants après, une analyse sommaire avait confirmé les soupçons : ces huîtres étaient notablement cuivreuses.

Leur mise en vente fut déclarée dangereuse pour la santé publique, et quelques vingtaines de bourriches contenant ces huîtres toxiques furent alors successivement saisies dès leur arrivée.

Bientôt, enfin, notre contrôle ne fut plus nécessaire, la provenance était connue et le mal avait cessé.

Cependant cette grave circonstance pouvait se reproduire à Lyon ou ailleurs; mes recherches m'apprenaient, d'autre part, que certaines causes d'erreur pouvaient détourner les soupçons, et mon attention engagée sur ce point se heurtait à de nombreux problèmes dont la solution n'était pas sans importance; l'on pouvait en effet se demander :

A. — Quelle est la proportion de l'élément toxique, sa combinaison et son mode de répartition? Sa présence est-elle toujours manifeste à première vue?

B. — Y a-t-il eu falsification de la matière alimentaire ou seulement accident suivi ou non de fraude commerciale, avec ignorance ou connaissance des causes et des effets?

C. — En quoi cette coloration des huîtres vertes toxiques diffère-t-elle de celle des huîtres vertes comestibles? En quoi diffèrent les parcs à huîtres colorées et les parcs à huîtres blanches?

D. — Quelle est l'influence générale des huîtres considérées comme aliment et même comme remèdes? Quels choix particuliers plus judicieux peut en faire la médecine?

Et c'est ainsi que la chimie légale, la physiologie, l'art de guérir et celui de bien vivre soulevèrent à mes yeux quatre ordres de questions qu'il me parut intéressant d'étudier.

Dès lors, en même temps que mes recherches expérimentales me fournissaient des notions utiles, je puisais dans les publications récentes, les faits de M. Cuzent, les dires de M. Quesneville, et je sollicitais sur les côtes de l'Océan des renseignements devenus précieux pour moi, et par leur importance et par l'empressement de qui me les a donnés; je les dois, en effet, à M. Pougnard de la Tremblade qui, sans aucune relation préalable ou indirecte avec moi, a mis beaucoup d'obligeance à me satisfaire par la seule puissance de ces doux liens qui rapprochent les chercheurs éloignés: amour de la vérité et dévouement à la science.

§ A. — Le degré de coloration des huîtres cuivreuses varie suivant la dose de métal qui lui donne naissance. Les acides *faibles*, le vinaigre notamment, quelques gouttes de suc de citron versés directement sur le mollusque suspect ou délayés dans l'eau incolore contenue dans son écaille, enlèvent bientôt une partie proportionnelle de la matière verte en colorant le liquide. L'ammoniaque agit de même en produisant une liqueur bleue plus ou moins intense; mais les acides plus concentrés blanchissent la chair par le fait de la coagulation et n'enlèvent que plus lentement la matière colorante; une goutte de prussiate potassique produit sur les parties vertes une tache rouge qui est surtout instantanée lorsqu'on incise légèrement le tissu.

L'intensité de la réaction est en définitive en raison directe de la quantité du toxique.

Une huître manifestement colorée et du poids de 4 gr. 50 m'a donné, en passant par l'incinération, 12 mil. de bi-oxyde de cuivre, représentant 37 millig. de couperose bleue ou sulfate de cuivre cristallisé, soit 9 millig. de cuivre métallique; l'ingestion d'une douzaine de ces huîtres représenterait donc celle de 1 décig. de métal. Mais doit-on considérer dans l'espèce, sous le rapport de l'activité, cette dose comme l'équivalent de 44 centigr. de sulfate? et d'abord la matière minérale est ici combinée avec une substance organique relativement abondante qui prévient d'abord toute causticité, et tend à ralentir, puis à modifier les autres effets toxiques.

Cependant, on vient de le voir par l'exposé des réactions, ce composé cuprique résiste peu à l'influence des acides faibles, et l'on doit se garder de croire à son innocuité; quelques cas, du reste sans suites graves, ont été observés à Rochefort dans plusieurs familles. Pour moi, je n'ai guère rencontré à Lyon que des gourmets désappointés: on avait faussé pour eux cette clef d'or qui ouvre si bien l'appétit.

Un petit nombre de consommateurs, à ma connaissance, a éprouvé des malaises plus ou moins supportables.

Deux d'entre eux avaient seulement, sous mes yeux, avalé quelques huîtres cuivreuses blanches non suspectes à première vue.

Un troisième, ingénieur de notre ville, a éprouvé de violentes coliques au moment où il ajoutait aux huîtres vertes de l'*entrée* le Gex très-ammoniacal du dessert.

Il est rassurant, toutefois, au point de vue du danger à courir, d'ajouter que très-généralement la saveur astringente et le goût âcre de l'huître cuivreuse, accompagnés le plus souvent de constriction de la gorge, avertissent immédiatement l'ostréophage, ainsi que je l'ai vu et entendu dire, au point que la répugnance se manifeste bien avant la consommation d'une demi-douzaine de ces huîtres. Aux caractères précédents, ajoutons enfin que l'observation qualitative la plus simple et la plus pratique que je puisse signaler, est celle qui consiste dans l'examen de la lame de couteau employée à ouvrir et à détacher le mollusque; cette lame en effet, si elle a été préalablement bien essuyée, *brillante et non grasse*, se recouvre très-rapidement d'une couche rougeâtre à reflets dorés de cuivre métallique.

Pour qui les a bien observées, enfin, ces huîtres sont faciles à reconnaître, car la couleur de l'huître cuivreuse est celle du *vert malachite*, ou gris bleuâtre légèrement verdi, légèrement opalin, bien différent du *vert d'eau* translucide, propre aux huîtres comestibles de Marennes, dont je parlerai bientôt.

La répartition de la matière colorante dans les cuivreuses est souvent irrégulière, quelquefois par plaques sur le corps du mollusque; elle est plus communément manifeste sur les feuillets membraneux qui l'entourent.

Cependant toutes les huîtres de même provenance, qui ne sont pas suspectes à première vue, n'ont pas cessé d'être dangereuses parce qu'elles sont blanches lorsqu'on les ouvre. Je viens de citer deux faits à l'appui. Bientôt, en effet, on peut en voir plusieurs se colorer à l'air, si bien que, ne m'attendant pas à ce phénomène, j'ai pu croire un instant avoir détruit par inadvertance un choix préalablement fait par moi entre les blanches et les vertes retirées d'une même cloyère. Cette réaction spontanée est plus ou moins superficielle, mais elle est surtout de plus en plus marquée dans les branchies de l'animal vivant, là où l'activité respiratoire provoque plus sûrement la suroxydation, comme s'il s'agissait du passage de certains sels de protoxyde de cuivres blancs à l'état de deutosels bleus.

D'autres huîtres de même provenance restent entièrement blanches et donnent pourtant encore à l'analyse des quantités notables de cuivre, d'où il résulte que ce qui a été dit des huîtres cuivreuses colorées ne lève pas tous les doutes, ne dissipe pas toutes les craintes, comme l'a prétendu le journal *Les Mondes*, attendu que les doutes et les craintes, en l'absence de cette notion dernière, ne pouvaient naître que de l'aspect de la coloration.

S'agit-il, en effet, de cuivreuses blanches? Sans recourir à l'incinération, le prussiate de potasse qui, directement sur les plus vertes donne une tache rougeâtre, permet encore de revoir cette réaction caractéristique sur les lambeaux les moins suspects placés sous le microscope ; le phénomène alors n'est bien sensible que sur les bords, car là où l'incision a ouvert les vaisseaux, se produit un liseré rosé du plus bel effet.

§ B. — M. Cuzent, pharmacien en chef de la marine, a expertisé le premier les huîtres cuivreuses incriminées à Rochefort, et annoncé qu'elles provenaient de la baie de Falmouth (Angleterre). L'auteur ajoute dans une seconde lettre au journal *Les Mondes* qu'il n'est pas prouvé que ces huîtres soient recueillies sur des bancs de cuivre. La publicité donnée à cette nouvelle a provoqué plusieurs réflexions contradictoires. Et d'abord on a dit que ce devait être le résultat d'une pratique artificielle et coupable mise en œuvre par un ignorant ; et déjà en parcourant *Valmont-Bomare*, je vois qu'en 1791 cet auteur écrivait :

« Les huîtres *vertes* sont très-recherchées et avec raison ; il « faut cependant se méfier de la couleur verte que des impru- « dents savent leur donner. »

D'autre part, la mairie de Marennes a cru devoir protester contre l'effet produit par l'idée de falsification des huîtres vertes, et a fourni divers renseignements dont les plus importants se résument ainsi :

« L'extension prise par le commerce des huîtres de Marennes, depuis une quinzaine d'années, a forcé les éleveurs de *Marennes* et de la *Tremblade* à introduire en moyenne, tous les ans, dans leurs parcs quinze millions d'huîtres étrangères ; celles venues de Falmouth contiennent du cuivre à leur arrivée et ont un goût âcre très-prononcé. Elles sont déposées dans des parcs particuliers et l'expérience a démontré qu'au bout de six mois elles avaient perdu tout toxique et acquis la saveur particulière qui fait rechercher les huîtres élevées dans les parcs de la *Seudre*. Celles qui ont donné lieu aux accidents observés à Rochefort avaient cette même origine.......

En reproduisant cet avis signé de M. le Secrétaire de la mairie, M. le docteur Quesneville cède au besoin de faire un jeu de mots aussi peu charitable que peu réfléchi, car il ajoute : « Cette affirmation de M. A. Bourricaud nous paraît une *ânerie*, et nous ne comprenons pas que le temps fasse disparaître le cuivre. »

C'est là, en effet, de la part du rédacteur-gérant du *Moniteur scientifique*, une hérésie toxicologique non permise et trop avérée pour que j'insiste, surtout depuis les travaux de M. Orfila neveu, sur l'élimination spontanée des toxiques introduits dans l'économie, et les durées nécessaires et propres à l'élimination de chacun d'eux.

J'avais déjà remarqué sur la partie de l'écaille voisine de l'extrémité anale mobile de l'huître, et M. Cuzent l'avait vue comme moi, une matière verte rejetée qui ressemble à un précipité de *vert-de-gris;* l'alcali l'a fait immédiatement devenir bleu en se colorant lui-même.

Enfin M. Pougnard, que j'ai consulté et qui est juge de paix du canton de la *Tremblade*, m'a donné les plus intéressants détails sur toute cette question; j'en extrais seulement les quelques lignes ci-après, d'autant plus volontiers qu'elles renferment, selon moi, la solution du problème :

« On avait pensé, comme on vous l'a dit, que l'huîtrier « avait obtenu le vert par une pratique artificielle et coupa- « ble; c'était une erreur. L'instruction a démontré que les « huîtres n'avaient pas été parquées, et qu'il les avait livrées « telles qu'elles avaient été draguées dans la rivière de Fal- « mouth. L'inculpé n'a pas été mis en prévention. »

« Voici ce que m'a appris l'instruction à laquelle je me suis « livré dans cette affaire, en vertu d'une commission rogatoire « de M. le juge d'instruction de Rochefort.

« La rivière de Falmouth contient sur un long parcours des « bancs d'huîtres distincts, et placés dans des conditions dif- « férentes; les bancs d'amont donnent, comme ceux des côtes, « des huîtres blanches ne présentant aucun élément de cuivre « et pouvant être livrées sans danger à la consommation au « moment de la pêche.

« Ce sont les bancs d'aval qui donnent des huîtres déjà ver- « tes; cela est dû à cette circonstance que les bancs d'aval « reposent sur un gisement de cuivre, et en outre reçoivent « les eaux de mines de cuivre et de carrières d'ardoises pla- « cées dans le voisinage.

« Ici ces huîtres ont éveillé l'attention de la Commission d'hy-
« giène et de salubrité, dont j'ai l'honneur de faire partie
« depuis longtemps, et qui, dans l'intérêt public, sollicite une
« loi, prohibant l'entrée en France des huîtres vertes de Fal-
« mouth. »

Après ces derniers renseignements, je pourrais laisser de côté l'accusation de falsification portée contre les Anglais et celle de fraude commerciale à l'adresse de l'industrie française. Mais avant de reprendre l'examen chimique par lequel je termine le présent chapitre, je crois devoir ajouter que si les premières constatations ne révèlent qu'une entreprise restreinte basée sur un modeste achat fait à vil prix, et aboutissant à un commencement de vente à prix fort qui a provoqué en janvier, sur les lieux mêmes, saisies et instruction, les constatations qui font l'objet de la première partie de ce mémoire, prouvent que plusieurs semaines plus tard, soit en mars dernier, et après suffisante publicité, le même débit reprenait essor sur d'autres points de la France ; et là se trouve le côté grave qu'il importe à l'administration d'élucider, et à qui il incombe surtout de prévenir le retour de pareils accidents. J'apprends que celles expédiées à Lyon venaient de *Saint-Waast-de-la-Hougue*, dans la Manche, point, remarquons-le, dont le commerce central et très-étendu comprend nécessairement celui des huîtres anglaises, voire même celui des huîtres vertes, suivant Valmont-Bomare. J'apprends aussi que sous huitaine les expéditeurs des huîtres vertes saisies à Lyon auront à comparaître devant notre tribunal de police correctionnelle.

J'ai dit précédemment que l'eau qui accompagne les huîtres cuivreuses était incolore; l'épreuve directe, mais sommaire, m'a, plusieurs fois dans cette eau, dénoncé l'absence du cuivre; cependant on en trouverait sûrement des traces en détruisant préalablement la matière organique dissoute, car l'élimination lente, mais certaine du toxique, est hors de doute.

L'élimination du cuivre est complète, dit-on, après quelques mois de séjour dans nos parcs : mais est-elle absolue? J'ai fait d'abord venir de Montpellier des huîtres vertes comestibles, non suspectes. Sur la totalité des cendres produites par six d'entre elles, j'ai retrouvé des traces infinitésimales, mais certaines de cuivre; il m'est arrivé aussi de n'en pas rencontrer sur d'autres huîtres vertes d'une provenance différente; mais il n'en demeure pas moins établi que ces huîtres cuivreuses anglaises de Falmouth sont déposées par millions dans nos réservoirs, quand elles ne sont pas immédiatement livrées à la consommation comme dans ces dernières semaines, qu'elles peuvent y séjourner un temps insuffisant, la surveillance sous ce rapport n'étant pas possible; et qu'il y a lieu de joindre nos vœux à ceux du Conseil d'hygiène de Rochefort pour que leur entrée en France soit formellement interdite.

Enfin l'écaille elle-même des huîtres cuivreuses, écaille qui est blanche le plus souvent, rarement verdâtre et toujours de belle forme, passée soit à l'ammoniaque, soit à l'acide chlorhydrique, ne cède pas de cuivre. Le mollusque, dans ce milieu, est donc seul coloré par le toxique, et j'estime que l'étude de ce fait peut jeter quelque lumière sur l'origine de la coloration de l'animal.

En effet, l'on peut poser ce dilemme : ou ce fait de coloration est la conséquence d'un gisement métallifère, contesté ou non, ou le toxique a été donné par dissolution, accidentelle ou coupable comme on voudra. Or, j'ai tout lieu de croire qu'il n'a pas été donné par dissolution, attendu que quelque partie au moins de l'écaille aurait nécessairement conservé des traces de coloration cuivreuse, ou évidentes à première inspection, ou rendues manifestes par les réactifs; et ici je ne fais pas de supposition, j'ai manié ces huîtres par centaines, et j'ai contrôlé d'autre part cette opinion par des expériences directes sur des Granvilles et autres huîtres blanches passées par moi en des eaux cuivreuses diverses, puis soumises à de très-grands lavages ou abandonnées à elles-mêmes. Le mollusque dans tous les cas, est resté coloré et vivant; son eau est demeurée incolore, absolument comme dans l'huître de Falmouth; mais l'écaille, dans toutes ses parties non nacrées, est aussi demeurée nettement verdâtre, nettement cuivreuse.

Cette observation me conduit à penser que les huîtres saisies devaient leur coloration à des particules, limons, précipités ou poussières plus ou moins solides de cuivre, sous forme pyritheuse, oxydées, carbonatées ou autres, ingérées, puis assimilées par l'animal et passées ainsi inertes pour ses enveloppes aqueuses et calcaires.

IIe PARTIE : **HUITRES COMESTIBLES.**

§ C. — Les HUITRES VERTES des parcs ne doivent certainement pas leur couleur à du cuivre; elles sont connues, au contraire, comme exquises et bienfaisantes. Elles ne doivent pas non plus leur coloration à un oxyde de fer comme on l'a supposé, sans doute à cause de l'analogie de nuance avec celle du sulfate ferreux; l'analyse des cendres me l'a prouvé. Une autre circonstance devait me le faire prévoir, car le siége de la teinte verte est surtout prononcé dans les branchies, là précisément où l'oxydation est très-manifeste. Le manteau est incolore ou gris à l'œil nu et diaphane, le microscope permet d'y distinguer cependant de très-petits vaisseaux verdâtres. Le tronc aortique est comme enveloppé de granulations vertes. L'estomac, du moins en la présente saison d'avril, n'offre rien de particulier.

Entre ces huîtres comestibles et les toxiques précédentes les caractères distinctifs ne font pas défaut:

L'huître verte comestible offre une teinte *vert-d'eau*, indélébile pour ainsi dire, et bien distincte de celle du *vert-malachite*, soluble ou modifiable signalée plus haut. Son corps est d'un blanc de lait pur, non azuré par plaques ; le suc de citron, le vinaigre, l'ammoniaque ne lui enlèvent aucun principe colorant. L'eau aiguisée d'acide sulfurique, sans se colorer elle-même, modifie seule la nuance en la faisant virer au bleu céleste, azurage qui se présente naturellement lorsque la teinte est légère. Enfin, aux caractères négatifs des sels de cuivre, ajoutons que la coloration est due à une matière organique, matière qui n'est point de la chlorophile et dont les dissolvants enlèvent un peu de biliverdine en laissant intacte la couleur dominante.

Pour m'éclairer enfin sur l'origine de cette dernière, j'ai cru devoir me renseigner sur les différences présentées par les *claires* ou parcs dans lesquels on pratique ce que l'on appelle l'éducation des huîtres et dont les produits sont dissemblables. Les sujets allaient me manquer, car avec la fin d'avril cesse, de par la loi, la vente de ces intéressants mollusques. J'ai donc fait pêcher sur les côtes de l'Océan des huîtres non parquées, puis des vertes et des blanches de parcs.

Ces investigations devaient me conduire à un résultat plus utile par son côté pratique que la recherche purement étiologique d'un phénomène de coloration. Mais vidons le premier point avant de terminer par le second.

Huitres blanches et parcages divers. — Toutes les huîtres pêchées dans nos fleuves et à la mer sur les côtes de la Gascogne, de la Saintonge, de l'Aunis, du Poitou et de la Vendée, de la Bretagne et de la Normandie, comme celles qui se draguent à la mer sur les côtes de l'Espagne et de l'Angleterre sont blanches sur les fonds où elles naissent.

Ces huîtres, parquées notamment sur les bords de la mer visités journellement et largement par toutes les marées après avoir été nettoyées et séparées, y sont laissées souvent à sec pendant le jour, pour les habituer à garder leur eau et les préparer ainsi à supporter le transport; — elles ne sont donc pas tellement ineptes qu'elles ne sachent profiter des leçons de l'expérience, — ou restent couvertes au moyen d'écluses pour les garantir contre le froid extrême ou contre une excessive chaleur. Sur la grève même, soit sur les fonds des *claires* à huîtres blanches, fonds de galets, de roche ou de sable, règne ainsi la plus grande pureté.

C'est un Romain, et ce devait être, qui inventa les parcs d'huîtres; l'histoire a conservé son nom, Sergius Orata, mais son lac de Lucrin n'était qu'un *vivarium*; nos modernes ont inventé l'ostréiculture.

On entretient aussi avec soin dans ces parcs l'arrivée de quelques filets d'eau douce, eaux pluviales et petits ruisseaux, mais en faibles proportions : certains parcs anglais sont même couverts. Dans ces conditions, l'huître se développe, devient plus savoureuse, moins dure et acquiert la faculté de pouvoir être transportée au loin sans dépréciation. Sa chair est blanche et ferme. Mais ce mollusque se plaît et gagne aussi de grandes qualités vers l'embouchure des rivières.

Dans certains parcages dont je vais dire quelques mots, les

huîtres verdissent; les plus célèbres sont celles de *Marennes* et de la *Tremblade.*

Là, sur les deux rives de la Seudre se trouvent des milliers de réservoirs placés sur les alluvions plus élevées que le niveau des hautes mers des mortes eaux; il s'agit donc ici d'une toute autre constitution géologique. Ces claires particulières sont formées par un bourrelet de terre ayant près de 1 mètre d'élévation sur une base de 4 à 5 mètres. De telle façon qu'au-dessus de ces talus, l'endigage des bassins est assez élevé pour retenir l'eau indispensable durant les périodes pendant lesquelles le flot ne les recouvre pas, et assez bas pour permettre l'invasion de l'eau des fortes marées, non moins nécessaire au renouvellement de l'eau concentrée par l'évaporation.

L'on n'y donne aux huîtres aucun aliment, les élèves y sont abandonnées aux éléments naturels qu'elles reçoivent d'un sol vaseux, et au mélange de la vague salée et du courant de la rivière qui les visitent, mais non, je le répète, pendant les marées des mortes eaux; si bien que des sédiments verts s'y développent plus facilement que dans les parcs de mers plus agités, (j'ai trouvé de ces mousses jusque sur les écailles) et que des animalcules infusoires de couleur verte, notamment des *navicules*, y séjournent et doivent y devenir la pâture des mollusques.

Cette distinction me paraît fournir à l'interprétation de la couleur verte des huîtres une donnée sinon rigoureuse, du moins plus facile et plus saisissable que les opinions on ne peut plus vagues qui règnent dans les pays même de production, où l'on invoque jusqu'à l'influence de certains vents: ici encore, de la part des gens de mer, le culte des vents n'a rien qui doive nous étonner. Bory de Saint-Vincent l'attribue à l'action de la lumière. Un pêcheur émérite m'a affirmé d'autre part que la coloration a lieu en peu de jours exclusivement pendant mai et juin, époque favorable à l'apparition des animalcules, dont la viridité s'attache bientôt sur les bords.

L'on a remarqué enfin que les *claires* placées dans la partie d'aval de la *Seudre* verdissent mieux que celles placées dans la partie d'amont, c'est-à-dire là où le mélange des eaux de mer et de rivière est le plus complet.

En définitive, le rapprochement de ces diverses conditions démontre suffisamment les différences essentielles qui distinguent le régime des claires à huîtres blanches et celui des claires à huîtres vertes.

Les autres résultats que je vais donner me ramènent au laboratoire.

En conséquence, du fait de mélange de l'eau de mer avec l'eau de rivière, je ne m'attendais pas, en ouvrant des huîtres vertes de Marennes, à trouver que l'eau renfermée dans leur écaille fût plus chargée de matières salines que celle des huîtres pêchées la veille en plein Océan. Mon étonnement ne fut pas tel pourtant que l'auteur . . . . *d'abord*

Crut voir, en les voyant, des vaisseaux de haut bord.

Le premier liquide possédait en plus 3 °/₀ de chlorure et de sulfate; il contenait aussi plus de sel calcaire. J'y trouvais, en outre, une quantité de matière organique albumineuse coagulable plus notable que dans l'eau des huîtres prises à la mer; la proportion d'eau elle-même, dans le premier cas, était différente, soit deux fois moindre pour une même grandeur d'écaille, mais cela s'explique par le volume de l'animal qui était double dans l'huître parquée. Cette différence de composition est évidemment due à la concentration par l'évaporation que subit alternativement l'eau des réservoirs d'une haute marée à l'autre.

§ D. — M. le docteur Sainte-Marie, dont la Société de médecine, le Conseil de salubrité et l'Académie de notre ville ont gardé d'honorables souvenirs, a écrit une dissertation sur les huîtres considérées comme RÉGIME des malades et comme MÉDICAMENT.

Par les quelques lignes ci-après empruntées à son opuscule, je crois résumer des opinions aujourd'hui très-accréditées.

Ainsi, après avoir parlé de l'alimentation difficile des convalescents échappés à des maladies graves, et avoir rappelé tous les hors-d'œuvre usités en pareille circonstance, friandises stimulantes et bouillons légers ou confortables de toutes sortes, l'auteur ajoute :

« Mais les huîtres me paraissent préférables à ces nourritu-
« res ; je ne connais aucune substance qui se digère mieux et
« qui nourrisse davantage ; les huîtres sont presque le seul
« aliment qui convienne lorsque rien ne passe encore, elles
« sont la nourriture à préférer lorsque, par la dégénération
« squirrheuse du conduit alimentaire dans quelqu'une de ses
« parties, rien ne passe plus. »

Et plus loin (page 27) : « Je les ai souvent prescrites comme
« aliment dans divers états de consomption, et elles ont opéré
« des changements si salutaires que je les ai indiquées quel-
« quefois dans la phthisie pulmonaire, comme un remède
« qu'aucun autre n'était capable de remplacer. »

L'observation que M. Sainte-Marie cite à l'appui de cette dernière assertion est d'autant plus remarquable que le succès a été obtenu sous l'influence du régime des huîtres substituées à tout autre aliment et à tout autre remède.

L'auteur, en terminant, attendait des éclaircissements de l'analyse chimique et des observations nouvelles pour introduire avec sûreté dans notre matière médicale un nouvel agent déjà si célèbre dans notre matière alimentaire.

Je n'ai rien à ajouter à ce que l'on sait de la composition des écailles utiles comme absorbant; j'ai dit un mot de la nature de l'eau saline et très-animalisée que le mollusque conserve dans sa coquille, eau minérale *animale, sui generis*, comme l'a dit Mérat, et qui a été prescrite par cuillerées et par verrées, pour faciliter la digestion des aliments même les plus substantiels. Mais dans le tableau suivant, je vais résumer les résultats analytiques que j'ai obtenus sur le mollusque lui-même, représenté par les espèces types que l'on consomme en France et que l'on exporte dans les régions les plus éloignées : Granville, *blanches*, Ostende, *ambrées*, et Marennes, *vertes*.

L'on y remarquera notamment que l'animal pris dans son entier contient une proportion notable de matière huileuse : 10 °/o environ de l'huître soumise à la dessiccation, et pourtant je viens d'opérer après les premières chaleurs, époque très-défavorable, dit-on, à l'embonpoint de ces mollusques. En cherchant à isoler la matière colorante verte des branchies, j'ai d'abord obtenu une matière grasse blonde peu fluide, et c'est en cédant à l'entraînement des expériences que j'ai retrouvé dans le foie une huile jaune, fluide, abondante, facilement oxydable et brunissant à l'air. Celle que j'ai recueillie dans mes premiers essais et dont j'ai gardé un échantillon, doit sa couleur et sa consistance aux lenteurs des manipulations, évaporation de l'éther, pesées et filtrations. Elle contient, en outre, de la biliverdine, et présente tous les caractères de l'huile de foie de morue.

MATIÈRE FRAICHE. — MATIÈRE SÈCHE. — MATIÈRE HUILEUSE.

Quantités correspondantes.

	LA PIÈCE.			LA DOUZAINE.			LES 100 GRAMMES.				
	Matière fraiche.	Matière sèche. (1)	Matière huileuse	Matière fraiche.	Matière sèche.	Matière huileuse	Matière fraiche.	Matière sèche.	Matière huileuse	Matière sèche.	Matière huileuse
	Gr.	Gr.	Gr.	Gr.	Gr.	Gr.	Gr.	Gr.	Gr.	Gr.	Gr.
Granville.....	4 55	0.99	0.0594	54.60	11.88	0.7128	100	21.758	1.3054	100	6.0101
Ostende......	2.25	0.51	0 0471	27.00	6.12	0.5652	100	22.666	2.0933	100	9.2368
Marennes....	5.37	1.43	0.1519	64.44	17.16	1.8228	100	26.629	2.5921	100	10.6223
Océan.......	3.66	0.82	0.0587	43.93	9.84	0.7044	100	22.404	1.6038	100	7.0585
Soit en chiffres ronds et par quantités extrêmes.......	de 2 à 6	de 0.5 à 1.50	de 0.5 à 0.15	de 25 à 70	de 6 à 18	de 0.7 à 1.8	100	de 21 à 27	de 1,3 à 2,6	100	de 6 à 11

(1) Ce n'est qu'après avoir été soigneusement égouttées que les huîtres ont perdu par la dessiccation les 4/5 de leur poids.

Entre les différentes espèces susnommées, les quantités en volumes et en poids peuvent donc varier du simple au triple, ou du simple au double, que l'on en considère la matière fraîche, la même substance desséchée ou la proportion d'huile, 6 à 11 pour 100, qu'on peut en extraire.

Et d'abord, notons que le poids du mollusque double facilement par le parcage; mais là ne doit point se borner l'avantage qu'on en retire, surtout à en juger par analogie, car la nature des pâturages sur les mammifères, par exemple, influe si puissamment sur la qualité du lait, qu'elle est prise en considération lorsqu'il est possible de régler à son gré le régime lacté des malades.

Non-seulement entre les espèces d'huîtres parquées et du même âge, *huîtres comptables*, le volume diffère beaucoup, mais le goût et la composition sont encore plus dissemblables. Or, de la connaissance de ces faits doit dépendre, selon moi, le choix à faire pour l'usage médical.

Ainsi, s'agit-il de l'une de ces maladies des voies digestives, dans lesquelles on ne peut ingérer que peu de corps gras, le devoir sera de préférer l'huître de Granville, de Cancale et autres analogues qui sont charnues et aqueuses, légères et bien moins huileuses.

S'agit-il, au contraire, d'introduire comme dans certaines maladies des voies respiratoires, un analeptique qui, sous un volume moitié moindre, contienne une proportion à peu près égale et sous un même poids, une proportion plus grande d'une substance huileuse devant avoir les propriétés remarquables des huiles de poisson, il faudra faire choix de l'huître d'Ostende, possédant une chair fine, délicate et très-grasse.

Dans un troisième cas, facile à distinguer des précédents, l'on attendra beaucoup de bien de la préférence à donner à l'huître de Marennes, qui est à la fois la plus substantielle, la plus huileuse, et ne cède rien aux précédentes sous le rapport de la saveur et du goût.

Elles conviennent donc toutes plus ou moins aux sujets affaiblis. Par leurs vertus, enfin, elles fournissent, suivant le langage de M. Réveillé-Parise : « le premier degré de l'échelle « des plaisirs de la table, réservés par la Providence aux es« tomacs délicats, aux malades et aux convalescents. Manger « des huîtres, ainsi que le démontre le spirituel auteur de la « d ète *Ostrée*, est à la fois une hygiène physique et une hy« giène morale; c'est pratiquer cette bienfaisante médecine « par l'alimentation, cette thérapeutique gastronomique que « doivent à l'humanité les docteurs les plus instruits et les « plus gourmands. »

L'huître, en définitive, est pour tous un aliment léger qui, chez l'homme bien portant, semble plutôt exciter l'appétit que le satisfaire. Sa chair se dissocie promptement, soit par la fermentation, comme je l'ai observé, soit par la digestion, et retient avec une incomparable persistance, dans une sorte de mucilage animal, la matière huileuse comme émulsionnée et plus facilement assimilable.

Elle est un aliment agréable, portant avec lui son condiment naturel, aliment essentiellement apéritif, digestible et nourrissant; elle présente donc des conditions excellentes qu'il faudrait bien se garder d'altérer en cherchant à leur donner une forme pharmaceutique.

L'Anglais mange l'huître lavée et égouttée, mais c'est là sûrement un amour exagéré du confortable et du solide; son estomac est, du reste, réputé supérieur à son palais. L'huître, enfin, dans l'intérieur de la France, est partout aujourd'hui fraîche et abondante, déparquée et arrivée de la veille, sinon du matin. Aussi, M. Sainte-Marie qui, en 1827, comptait avec satisfaction que, grâce à la rapidité des services de transports, Lyon n'était plus qu'à 72 heures de Caen, trouverait-il actuellement le trajet cinq fois moindre, et la consommation deux fois décuplée? Paris, à lui seul, pendant sept à huit mois, en mange chaque jour en moyenne 300,000 à son déjeûner.

En effet, d'après nos derniers renseignements, je dois à l'obligeance de M. Vautier, de savoir que la consommation parisienne est de 60 à 70 millions pour la saison.

J'ignore si l'antiquité avait ses amareilleurs chargés des soins délicats qu'exigent les parcs aux huîtres blanches ou colorées qui, dans chaque baie, occupent actuellement des milliers d'individus de tout âge et de tout sexe. Mais déjà dans les préceptes de Catius qui ont la prétention de laisser bien loin Pythagore et Platon, Horace sait très-bien dire : Les nouvelles lunes remplissent les coquillages aux couleurs brillantes, mais toute mer n'en produit pas d'un égal renom, et mieux :

Sed non omne mare est generosæ fertile testæ.

Puis les recommandations du poète signalent la palourde de Lucrin, les huîtres de Circé, le hérisson de Misène et les larges pétoncles qui font l'orgueil de la voluptueuse Tarente.

Ce que je sais mieux, c'est que de tout temps l'estime des gourmets les a vengées des railleries des plaisants.

Juge expert, je me suis occupé des écailles, quoique de par La Fontaine elles soient le lot exclusif des plaideurs. Je n'ai dû discuter qu'avec réserve la question de couleur et de goût, entre deux camps opposés, que l'on sait hérissés de partisans déclarés et d'humeur absolue ; mais je devais à la publicité et la connaissance de la contrefaçon d'une chaire exquise, *nobilissimus cibus*, disent les auteurs de matière alimentaire, et une mention honorable à l'espèce verte outragée.

Quoique libre échangiste, j'ai insisté pour obtenir la prohibition du produit anglais par cette raison suffisante que ce n'est là rien moins qu'un met empoisonné.

Chimiste, enfin, j'ai essayé de répondre par quelques faits aux *desiderata* depuis longtemps exprimés, dans notre cité même, par la pratique médicale.

Chanoine, imprimeur à Lyon.

www.ingramcontent.com/pod-product-compliance
Ingram Content Group UK Ltd.
Pitfield, Milton Keynes, MK11 3LW, UK
UKHW021033220726
13924UKWH00001B/293